Manfred Spitzer

DAS MUSIKALISCHE GEHIRN

Manfred Spitzer

DAS MUSIKALISCHE GEHIRN

Wie Musik auf uns wirkt

mvgverlag

Bibliografische Information der Deutschen Nationalbibliothek
Die Deutsche Nationalbibliothek verzeichnet diese Publikation in der Deutschen Nationalbibliografie. Detaillierte bibliografische Daten sind im Internet über https://dnb.de abrufbar.

Für Fragen und Anregungen
info@m-vg.de

Originalausgabe
6. Auflage 2026

Türkenstraße 89
80799 München
Tel.: 089 651285-0

Dieser Titel erschien erstmals als Hörbuch beim Galila Verlag unter dem Titel *Mozarts Geistesblitze: Wie unser Gehirn Musik verarbeitet.*

Redaktion: Petra Holzmann
Umschlaggestaltung: Karina Braun
Umschlagabbildung: Shutterstock.com/hd connelly, Shutterstock.com/TopSeed, Shutterstock.com/CS Stock, Shutterstock.com/father, Shutterstock. com/mhatzapa
Illustrationen: Shutterstock.com/Noch, Shutterstock.com/olegganko, Shut-terstock. com/kuroksta, Shutterstock.com/WarmWorld
Satz: Röser MEDIA GmbH & Co. KG, Karlsruhe
Druck: Florjancic Tisk d.o.o., Slowenien
Printed in the EU

ISBN Print 978-3-7474-0246-7
ISBN E-Book (PDF) 978-3-96121-600-0
ISBN E-Book (EPUB, Mobi) 978-3-96121-601-7

Wir produzieren nachhaltig
www.m-vg.de

Weitere Informationen zum Verlag finden Sie unter

www.mvg-verlag.de

Beachten Sie auch unsere weiteren Verlage unter www.m-vg.de

Inhalt

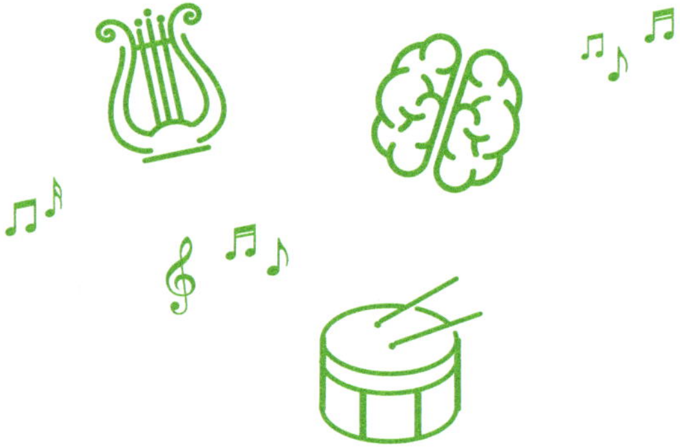

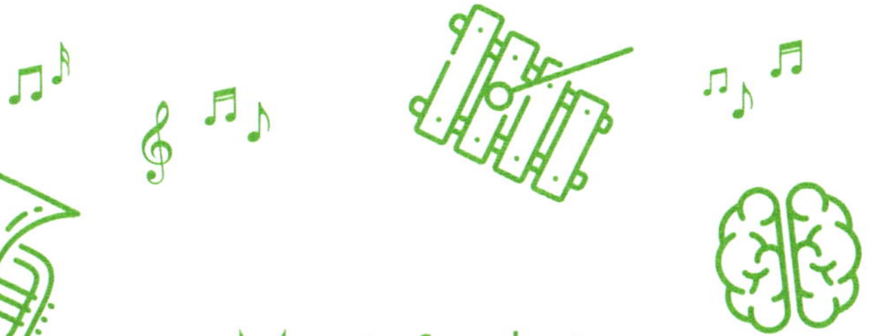

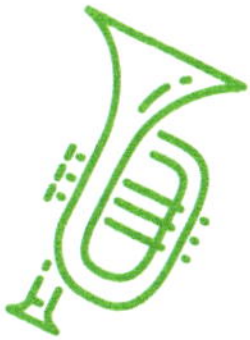

Musik findet vor allem im Gehirn statt

Musik gehört zum Menschsein dazu wie das Essen und Trinken oder das Schlafen oder wie der Sport. Es gibt tatsächlich keine Gesellschaft, die keine Musik hat – und es gab auch keine, das weiß man, weil man lange nach einer solchen musiklosen Gesellschaft gesucht hat.

Bei Musik handelt es sich eigentlich nur um Schwingungen in der Luft: Luftmoleküle wackeln. Sie teilen dieses Wackeln dem Trommelfell mit. Das Trommelfell ist ein kleines Häutchen, das sich links und rechts außen im Ohr befindet. Von da geht es in das innere Ohr hinein und von dort werden die Schwingungen an die Gehörnerven geleitet. Durch sie gelangen die Schwingungen als Impulse ins Gehirn.

Aber zunächst gibt es an den Ohren nichts weiter als ein bisschen Gewackel links und rechts. Interessanterweise funktioniert die Hörbahn im Vergleich zur Sehbahn viel komplizierter. In der Sehbahn ist lediglich ein Neuron zwischen Augen und Gehirnrinde zwischengeschaltet, in der Hörbahn sind es vier bis fünf Neuronen. Mit anderen Worten: Das Hören ist viel komplizierter verschaltet als das Sehen. Das muss auch so sein, denn beim Sehen wird ja immerhin pro Auge etwa ein Megapixel an Informationen an das Gehirn weitergeleitet. Beim Hören wackelt es nur links und rechts, und der ganze Rest muss vom Gehirn berechnet werden. Deswegen ist die Hörbahn viel komplizierter als die Sehbahn, denn sie hat viel weniger Informationen und muss daraus viel mehr machen.

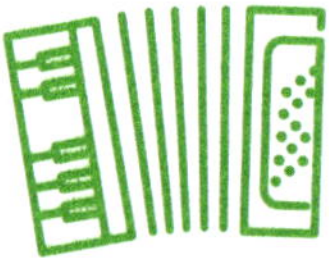

Interessant ist noch Folgendes: Aus dem Innenohr kommen etwa 3500 Nervenfasern – das klingt nach wenig, denn im Vergleich kommen von jedem Auge eine Million. Aber aus diesen 3500 Nervenfasern werden im Verlauf der Hörbahn nach der ersten Verschaltung 30.000, nach der zweiten 90.000, nach der dritten 400.000 und nach der vierten 500.000. Im Hörkortex dann, also in dem Stückchen Gehirnrinde, das beginnt, im Gehirn akustische Informationen zu verarbeiten, befinden sich bereits 100 Millionen Zellen, die sich mit Akustik beschäftigen.

Aber noch einmal – auch wenn Sie in einem Sinfoniekonzert sitzen und merken, dass die zweite Geige vorn irgendwo nicht ganz richtig spielt: Eigentlich gibt es nur Gewackel an Ihrem linken und an Ihrem rechten Ohr. Der ganze Rest findet in Ihrem Kopf statt. Musik findet also vor allem im Gehirn statt! Mit der Frage, wie das geschieht, werden wir uns hier beschäftigen. Genauso wie mit der Frage, warum Musik überhaupt eine Existenzberechtigung hat. Warum uns Musik affiziert. Warum mindestens 95 Prozent aller Menschen musikalisch sind. Und was es heißt, Musik zu hören, Musik zu machen und Musik zu lernen. Und wie heftig Musik auf unsere Kultur und unser Leben einwirkt. Wie Musik uns bestimmt, und wie wir Musik bestimmen.

Wenn ich behaupte, dass Musik im Gehirn entsteht, dann ist natürlich sofort die Frage zu beantworten: »Wo im Gehirn?« Die Antwort darauf ist verblüffend und ebenso einfach, nämlich: überall da. Es gibt kein Musikzentrum im Gehirn, so wie es beispielsweise ein Sehzentrum oder ein Sprachzentrum gibt. Musik ist zu vielfältig, als dass sie an irgendeinem Punkt oder an irgendeiner kleinen Fläche im Gehirn verarbeitet würde. Musik hat Rhythmus, und daher spricht sie unmittelbar unser motorisches System an. Musik hat Klang, Harmonie, deswegen spricht sie unmittelbar unser Hören an. Musik hat Melodie und fast Bedeutung im Sinne von Sprache, deshalb spricht sie auch unsere Sprachzentren an. Musik hat auf jeden Fall eine emotionale Qualität, weswegen unser ganzes emotionales System tief in uns durch Musik angesprochen wird. Musik sagt uns etwas. Musik erinnert uns an etwas. Musik lässt uns an etwas Bestimmtes denken. Insofern ist Musik mit Gedächtnis, mit Planung, mit Handlung unmittelbar verbunden – besonders, wenn wir das, was alles passiert ist, Revue passieren lassen. Musik betrifft unser gesamtes Gehirn. Musik wird vom gesamten Gehirn gemacht und verstanden.

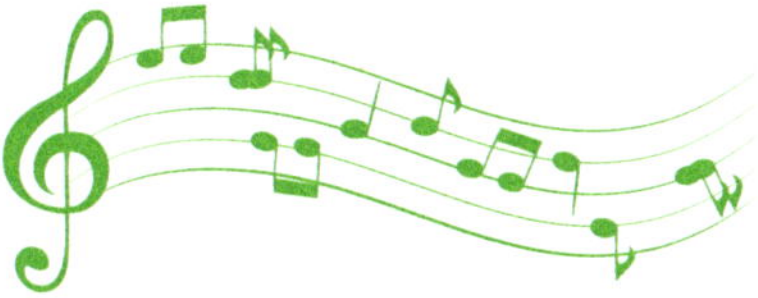

Musik und die Spuren im Schnee

Man könnte auch die Frage stellen, wo Musik im Gehirn denn eigentlich abgespeichert wird. Diese Frage ist leichter gestellt als beantwortet.

Fangen wir hier an: Wenn wir Musik hören, wenn wir Erlebnisse haben, dann arbeitet unser Gehirn. Das heißt, es laufen Impulse über Synapsen. Was sind Synapsen? Das sind die Kontaktstellen zwischen Nervenzellen; da, wo sich Nervenzellen gleichsam miteinander unterhalten. Immer dann, wenn Impulse über Synapsen laufen, egal bei welchem Erlebnis, ändern sich die Synapsen. Sie werden nämlich stärker. Damit hinterlassen diese ganz rasch, im Bereich von Millisekunden ablaufenden Impulse in unserem Gehirn Spuren. Man kann sich das so vorstellen wie Spuren in einem frisch verschneiten Park. Wenn Leute da im tiefen Schnee herumlaufen, dann stapft jeder auf seine Weise irgendwohin, und es entstehen zunächst einmal keine tief geprägten Spuren. Aber stellen Sie sich vor, dass es an der linken hinteren Ecke des Parks eine Glühweinbude gibt. Und rechts vorne eine öffentliche Toilette. Nun, mancher läuft vielleicht zur Glühweinbude. Und wenn er dort war, läuft er vielleicht nach rechts vorn zur Toilette. Nicht jeder und nicht jeder immer ganz gerade. Aber wenn Sie dann am Abend auf einer Anhöhe stehen und sich den Park anschauen, dann fällt Ihnen etwas auf: ein Trampelpfad von der Glühweinbude zur Toilette.

Nun, im Gehirn laufen keine Leute durch Schnee, es laufen aber Impulse über Synapsen. Letztlich passiert dadurch das Gleiche: Es entstehen Spuren, gebrauchsabhängige Spuren. Und diese Spuren sind letztlich das, was man seit 100 Jahren als »Gedächtnisspuren« bezeichnet. Das heißt, sie sind das, was wir unter Erinnerungen verstehen. Diese Erinnerungen sind nur zum kleinsten Teil bewusste Erinnerungen. Ein Beispiel: Wie lernt ein Kind laufen? Ganz einfach: Es zieht sich irgendwo hoch und fällt wieder hin. Zieht sich hoch, fällt wieder hin. Das tut es ein paar Tage oder Wochen und dann hat sein Gehirn die Hebelgesetze neu erfunden, die Gravitationskonstante abgeschätzt und gelernt, etwa 600 Muskeln so zu koordinieren, dass daraus eine flüssige Bewegung resultiert. Tausende von Ingenieuren, die jahrelang daran gearbeitet haben, Robotern das Laufen beizubringen, schaffen das nicht, was jedes Kleinkind innerhalb von Wochen schafft: aufzustehen und laufen zu lernen. Aber wie lernt man laufen? Von Fall zu Fall. Man wird nicht programmiert. Man lernt es anhand von einzelnen Ereignissen, an die man sich unbewusst erinnert.

Mit Musik gehen wir nicht anders um als mit dem Laufenlernen oder dem Spracherwerb oder mit allen anderen Dingen, die wir ebenso »mitnehmen«: Wir lernen Musik. Bevor wir Grammatik können, können wir sprechen. Genauso ist es auch mit Musik: Noch bevor wir wissen, dass beispielsweise ein Schlager ein sechzehntaktiges Schema hat von Strophe und Refrain und so weiter. Noch bevor wir dies wissen, weiß es unser Gehirn. Wenn wir nämlich einen Schlager hören, dann erwarten wir nach 16 Takten, dass jetzt endlich der Refrain kommt. Und wir erwarten nach 16 Takten Refrain, dass wieder eine Strophe kommt. Und so weiter. Wir haben uns also an das Schema gewöhnt, das den meisten Schlagern, die wir so im Radio hören, zugrunde liegt.

Auf einer noch komplexeren Ebene funktioniert eine Sinfonie in gleicher Weise. Es gibt auch hier eine bestimmte Struktur. Wer oft Sinfonien hört, der erwartet an bestimmten Punkten bestimmte akustische Geschehnisse. Wird diese Erwartung immer routinemäßig erfüllt, erscheint die Sinfonie langweilig. Wird umgekehrt immer alles ganz anders gemacht, finden wir uns nicht zurecht und sind überfordert. Die Kunst in der Musik, ob es nun eine Sinfonie ist oder Popmusik, ist einerseits, die Erwartungen zeitweise zu befriedigen, damit wir unser Gedächtnis benutzen können, um uns zurechtzufinden, andererseits aber die Erwartungen auch ein bisschen zu verändern, sodass wir immer wieder denken: Ah, hier ist etwas Neues, hier ist etwas anders. Dass wir also neugierig werden und beim Zuhören neugierig bleiben.

Mozarts akustisches Arbeitsgedächtnis

Der primäre akustische Kortex, das heißt das Stückchen der Gehirnrinde, das sich mit den einlaufenden, vom Ohr kommenden Informationen als Erstes beschäftigt, liegt – geht man von der Ohrmuschel zur Mitte des Kopfes – einige wenige Zentimeter unterhalb der Ohrmuschel. Es ist keineswegs das einzige Zentrum, das sich mit Tönen oder mit Klang oder mit Akustik und damit auch mit Musik beschäftigt. Um die primäre Hörrinde herum gruppieren sich mindestens ein Dutzend kleine Bereiche des Gehirns; man spricht von Gehörzentren, die mit der Verarbeitung des akustischen Materials beschäftigt sind. Einige sind eher für Rhythmus zuständig, andere mehr für Melodie, andere für Frequenzspektren, wieder andere für sprachliche Aspekte. Und so geht der Reigen der Informationsverarbeitung von den reinen Frequenzmustern bis hin zu deutungsmäßigen, klanglichen, rhythmischen oder melodiösen Strukturen. Und diese Strukturen selbst bilden auch schon das Gedächtnis.

Das Gehirn ist allgemein nicht so organisiert, dass man Schubladen für Gedächtnisinhalte hat und dann noch irgendwo anders eine Maschinerie, die diese Gedächtnisinhalte verarbeitet. Die Maschinerie selbst ist vielmehr das Gedächtnis. Das Gedächtnis steckt in der Maschinerie. Damit ist auch sofort Folgendes klar: Wenn die Maschine arbeitet, ändert sie sich dadurch, dass sie arbeitet. Und damit ändern sich auch die Gedächtnisinhalte. Dies ist in jeglicher Hinsicht wichtig, insbesondere jedoch für Lernprozesse, wie wir später noch sehen werden. Man lernt immer, sobald man sein Gehirn beschäftigt.

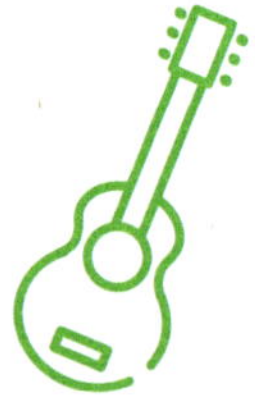

Musik ist eine Zeitgestalt. Man kann Musik nicht so betrachten wie ein Bild, das heißt, mit dem Auge hin und her springen und sich einzelne Dinge noch mal genauer ansehen. Musik gibt es nur in der ablaufenden Zeit.* Weil Zeit nur dadurch für uns zu Zeit, das heißt zu etwas Wahrnehmbaren, wird, wenn wir über Gedächtnis verfügen, ist Musik unmittelbar an Gedächtnisprozesse geknüpft. Ohne Gedächtnis könnte es keine Musik geben. Denn wir hören einen einfachen Ton. Wir hören ihn aber nur deswegen, weil wir den Tonanfang und das Tonende, während wir den Ton hören, in gewisser Weise schon mithören. Wir hören den Anfang des Tons immer noch, und wir setzen voraus, dass der Ton auch wieder aufhört. Nicht anders ist es bei einer kleinen Phrase. Wir hören die Phrase nur dadurch, dass wir es irgendwie schaffen, die Töne einerseits zusammenzuhören, aber gleichzeitig auch die Töne als Einzelne hintereinander zu hören. Würden wir sie nur einzeln hören, gäbe es so etwas wie eine musikalische Phrase nicht. Natürlich gäbe es dann auch keine Melodie und schon gar keine Sinfonie, zum Beispiel.

* Die technischen Möglichkeiten, ein Musikstück anzuhalten und zurückzuspulen wie bei CD-Playern oder Streamern, gibt es natürlich. Aber nicht beim menschlichen Gehirn.

Musik ist also unmittelbar an das Gedächtnis gekoppelt, und es ist interessant zu sehen, dass Musik auch unmittelbar von den Gedächtnisprozessen abhängt. Ein Beispiel: Wie viele Dinge können Sie gleichzeitig im Kopf behalten und wie lange können Sie diese Dinge im Kopf behalten? Nun, es stellt sich heraus, es sind gar nicht so viele. Menschen können etwa acht Dinge gleichzeitig im Kopf behalten, Schimpansen, nebenbei bemerkt, etwa fünf. Sie sind also keineswegs so viel schlechter als wir. Und wie lange können wir die Dinge zeitlich hintereinander noch so zusammen im Kopf behalten, dass sie uns irgendwie gleichzeitig erscheinen und damit auch zu einer Gestalt in uns werden? Das Interessante ist: höchstens fünf bis sieben, vielleicht acht Sekunden. Dauert eine Phrase länger als acht Sekunden, dann neigen wir dazu, nicht eine Phrase zu hören, sondern zwei. Dies hat damit zu tun, dass unser sogenanntes akustisches Arbeitsgedächtnis eine sehr begrenzte Kapazität hat. Dieses Gedächtnis hat einen visuellen Anteil, man spricht auch von einer Art Notizblock, den wir im Kopf mit uns herumtragen und mit dem wir kleine Zeichnungen anfertigen, sie dauernd wieder verändern und uns merken. Das ist so eine Art Minidiktiergerät, das nur fünf bis acht Sekunden läuft und uns die Dinge immer wieder vorspielen kann.

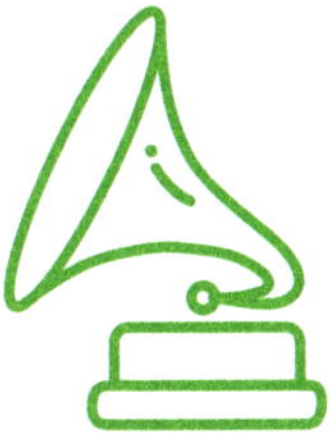

Weil unser akustisches Arbeitsgedächtnis die Kapazität hat, die es bei Menschen nun einmal hat, sehen einfache musikalische Phrasen so aus, wie sie aussehen. Natürlich gibt es manche Menschen, die die Dinge auch zwölf Sekunden in ihrem Kopf behalten und die Dinge insgesamt so sehen können. Von Mozart sagt man, dass er eine ganze Sinfonie auf einmal gesehen hat und dann Mühe hatte, sie aufzuschreiben, aber: Er musste sie eben bloß noch aufschreiben. Darüber, inwieweit und ob Mozarts akustisches Arbeitsgedächtnis im Vergleich zu seinen »normalen« Mitbürgern wirklich riesengroß war, können wir nur spekulieren. Fakt ist, dass wir, wenn wir heute Musik hören, dies mit unserem Arbeitsgedächtnis tun. Und dieses Arbeitsgedächtnis ist ziemlich begrenzt.

Wo sitzt das akustische Arbeitsgedächtnis? Wie vorhin schon gesagt, kann man beim Gedächtnis nicht Strukturen und Prozesse unterscheiden. Die Prozesse sind vielmehr die Strukturen. Es gibt keinen Schuhkarton und keinen Mechanismus, der auf ihn zugreift, sondern der Mechanismus ist der Schuhkarton. Mit anderen Worten: Das musikalische Arbeitsgedächtnis sitzt dort, wo die musikalische Verarbeitung auch sitzt: in den Zentren, die für akustische Wahrnehmung zuständig sind. Zugleich aber besitzen diese Zentren Verbindungen zum Stirnhirn und zu Bereichen des Gehirns, die etwa unter dem Scheitel liegen. Und diese wiederum steuern Prozesse in den einfacheren Gehirnbereichen, die für die akustische Verarbeitung zuständig sind. Dieses Zusammenspiel von steuernden Prozessen im Stirnhirn und dem Gehirn unter dem Scheitel einerseits und den Prozessen, die direkt für musikalische Verarbeitung zuständig sind, andererseits, all diese Prozesse und Strukturen sind am Arbeitsgedächtnis für Musik beteiligt.

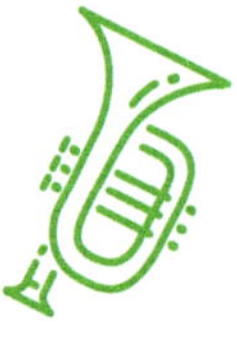

Neben dem Arbeitsgedächtnis verfügen wir auch über ein Langzeitgedächtnis. Das heißt, wir können uns an viele Dinge erinnern. Wir haben ein Wissen um die Dinge. Wir haben Erfahrungen. Und wir verbinden auch mit Musik bestimmte Fakten, Erlebnisse und Gefühle. Weil das so ist, hört jeder Musik, wie man gern sagt, mit etwas anderen Ohren. Das liegt nicht an den anderen Ohrlöffeln und das liegt auch nicht an dem anderen Innenohr. Das liegt am jeweils anderen Gehirn. Jeder Mensch hat ein anderes Gehirn, weil er jeweils über andere Erfahrungen verfügt. Und deswegen hört jeder die gleiche Musik ein bisschen anders.

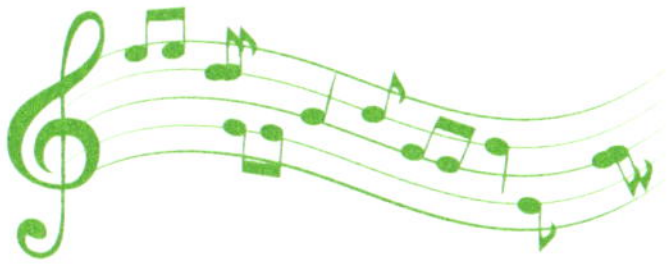

Schon Babys im Mutterleib können Musik hören

Ab wann wird Musik gehört und gelernt? Noch vor 100 Jahren glaubten die Wissenschaftler, dass ein Kind im Mutterleib taub sei. Sie hätten Mütter oder Hebammen fragen können, dann hätte man ihnen etwas anderes erzählt. So ist es auch nicht verwunderlich, dass es letztlich eine werdende Mutter war, die ihrem Mann, der wiederum Wissenschaftler war, von einem Erlebnis berichtete, das wie folgt vonstattenging: Sie war schwanger und lag in der Badewanne. Dann fiel ein Besen um, schlug an die Zinkwanne, machte richtig Krach, und das Kleine im Bauch beschwerte sich. Das erzählte sie ihrem Mann, der daraufhin sehr erstaunt war, denn eigentlich durfte dies gar nicht sein. Wie konnte das Kleine sich beschweren, da es doch taub war? Ganz offensichtlich war es eben nicht taub. Und so erschien im Jahr 1925 die erste wissenschaftliche Arbeit darüber, dass Babys im Mutterleib nicht taub sind. Wenige Jahre später machte ein amerikanischer Kollege eine ähnliche Beobachtung. Er saß mit seiner hochschwangeren Frau im Theater, es gab am Ende stehenden Applaus und wieder beschwerte sich das kleine Kind im Bauch der Mutter. Diese erzählte es ihrem Mann, der wiederum dachte, das könne eigentlich nur sein, wenn das Kind hören kann.

Seit dieser Zeit, also den 20er-Jahren des letzten Jahrhunderts, ist klar, dass Babys im Bauch hören können. Mittlerweile weiß man viel mehr. Nicht zuletzt, weil man Unterwassermikrofone im Uterus verwendet hat. Was man beim Menschen festgestellt hat, ist Folgendes: Menschen hören etwa ab der 25., spätestens jedoch ab der 28. Schwangerschaftswoche. Man weiß mittlerweile auch, dass sie im Mutterleib nicht so besonders gut hören, sondern etwa nur so, als würde man in ein Kissen hineinsprechen. Nur eine einzige Stimme hört das Kleine im Bauch der Mutter anders als tiefpassgefiltert, wie der Physiker sagen würde, also nicht wie durch ein Kopfkissen: nämlich die Stimme seiner Mutter. Die Stimme der Mutter gelangt nämlich nicht nur über die Luft und die Bauchdecken zu den Ohren des Kindes im Mutterleib, sondern auch über die Knochen des Kopfes, der Wirbelsäule und vor allem der Beckenschaufeln der Mutter. Denn diese Beckenschaufeln fungieren nicht nur als Gehwerkzeuge der Mutter, sondern sind für das Kind im Mutterleib quasi Hi-Fi-Stereo-Kopfhörer; und sein Kopf liegt mittendrin. Wenn die Mutter also spricht und singt, bekommt das Kleine dies in guter Qualität mit.

Woher weiß man, dass sich Kinder im Mutterleib an Musik erinnern können? Hierzu gibt es eine ganze Reihe von Studien. Die schönste sei kurz angeführt. In Amerika gab es schon in den 1980er-Jahren Familiensendungen, die jeden Tag im Fernsehen liefen und eine Erkennungsmelodie hatten. Wenn sich eine schwangere Frau diese Sendungen ansah, setzte sie sich gemütlich vor den Fernsehapparat, schaute sich die Sendung an und hörte zuvor die Erkennungsmelodie. Man hat nun schwangere Frauen ins gynäkologische Untersuchungslabor gebeten, ihre Babys im Mutterleib mittels Ultraschall untersucht und ihnen dann mittels eines Bauchlautsprechers die Erkennungsmelodie der Sendung vorgespielt. Bei denjenigen Kindern im Mutterleib, die die Sendung schon mehrfach gehört hatten, führte dies sofort zu einer Verhaltensänderung. Sie fingen nämlich sofort an zu strampeln, weil sich die Mutter ja erfahrungsgemäß in den nächsten paar Minuten nicht bewegen würde.

Diejenigen Kinder, deren Mütter die Fernsehsendung nicht gesehen und somit auch diese Erkennungsmelodie nie gehört hatten, verhielten sich ganz anders. Sie warteten ab, freuten sich auch ganz offensichtlich, dass sich die Mutter nun endlich einmal weniger bewegte, fingen aber erst nach etwa zehn Minuten zu strampeln an. Mit anderen Worten: Diese Studie zeigte eindeutig, dass Kinder im Mutterleib nicht nur schon Musik hören, sondern sich an diese Musik auch erinnern können und ihr Verhalten bereits im Mutterleib nach dieser Musik ausrichten.

Weitere Untersuchungen zeigten, dass sich Kinder nach der Geburt an Musik, die sie vor der Geburt gehört hatten, erinnern können, weil entsprechendes Vorspielen sie beruhigt. Mit anderen Worten: Die Kleinen denken sich so etwas wie: »Ah, das kenne ich schon, das kommt mir bekannt vor, da fühle ich mich heimelig, das ist kuschelig, hier kann ich einschlafen.« Und nicht umsonst halten Mütter nach der Geburt ihre Kinder meist auf dem linken Arm. Das bedeutet, dass ein Ohr des Kindes am Herzen der Mutter liegt und damit das hört, was es Wochen vorher auch schon gehört hat: den Herzschlag der Mutter. Es ist viel beruhigender, den Herzschlag der Mutter zu hören, als irgendetwas anderes, weswegen Kinder, die auf dem linken Arm von ihren Müttern gehalten werden, besser einschlafen.

Von Begabungen, Genies und Lernfenstern

Vor Kurzem war ich als Gutachter vor Gericht. Es ging um die Frage, ob Geigenunterricht letztlich genauso wie Ballettunterricht zu werten sei. Das heißt, ob man schon früh damit anfangen müsse, wenn man etwas später damit Geld verdienen will. Die Antwort auf die Frage war ganz einfach und lautete: Ja. Musikausbildung beginnt sehr früh. Ganz einfach deswegen, weil das, was das Kind in sehr früher Kindheit an musikalischen Erfahrungen macht, sein weiteres Leben und seine weiteren musikalischen Erfahrungen prägt. Für das Geigenspielen trifft ganz klar zu: Früh übt sich, wer ein Meister werden will. Wir wissen zum Beispiel, dass der

Bereich der Großhirnrinde, der für die Finger der linken Hand zuständig ist, bei professionellen Geigenspielern bis zu vier Zentimeter größer ist als der entsprechende Bereich bei Nicht-Geigenspielern. Mit anderen Worten: Das Gehirn hat sich darauf eingestellt, dass es ganz viele Impulse für die linke Hand generieren und von der linken Hand beim Geigespielen ganz viele Tastimpulse verarbeiten muss. Wer nun schon mit fünf Jahren ein bis zwei Stunden täglich Geige übt, der sorgt also dafür, dass sich sein Gehirn ändert. Automatisch wird vom Gehirn den Fingern der linken Hand, die für das Geigespielen so wichtig sind, mehr Rechenleistung zugebilligt. Und aufgrund dieser höheren Rechenleistung kann der Geigenprofi als Erwachsener besser Geige spielen.

Frühes Üben in früher Kindheit macht sich bis in das Erwachsenenalter bemerkbar. Wir wissen heute, dass dieses frühe Üben ganz wesentlich ist für die Ausbildung wirklich guter Fähigkeiten. Betrachten wir hierzu zwei bekannte Beispiele. Oft wird gesagt, dass es sich bei Bach oder Mozart um Genies gehandelt hat. Genies, die nun einmal so waren, wie sie waren. Die so geboren waren – und es aufgrund ihres Genies zu dem gebracht haben, was wir heute an musikalischen Produktionen von ihnen hören können.

Das Genie ist aber nur eine Seite der Medaille. Die andere ist die frühe Erfahrung. Sowohl Bach als auch Mozart hatten einen Vater, der mit ihnen zum frühestmöglichen Zeitpunkt sehr, sehr, sehr viel geübt hat. Dieses Üben, das bewusste Üben, auch das Üben-Wollen und der Spaß am Üben, zusammen mit einer wichtigen anderen Person, dem Vater – all das hat bei Mozart und bei Bach dazu geführt, dass diese wirklich so gut wurden, wie sie es wurden. Die Rede vom Genie verführt viele von uns dazu zu sagen: »Nun ja, ich bin eben kein Genie. Also brauche ich mich auch gar nicht erst anzustrengen.« Das ist genau falsch. Bach und Mozart haben sich wahnsinnig angestrengt. Und deswegen wurden sie so gut. Natürlich waren sie auch Genies. Aber das Genie alleine war es nicht, was sie so gut machte. Es war auch das unglaublich heftige Üben.

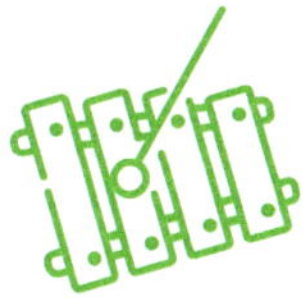

Wenn die wirklich guten Musiker schon sehr früh sehr viel gelernt haben, gibt es dann ein zeitliches Lernfenster für Musik? Kann man das verpassen? Und ist es dann irgendwann absolut zu spät, weil sich das Lernfenster geschlossen hat? Erinnern wir uns noch einmal an das Beispiel vom Schnee. Es scheint zunächst, als findet Lernen immer statt, wenn wir unser Hirn verwenden. Das ist natürlich hier auch so. Dennoch gibt es bestimmte Phasen, also bestimmte Strukturen in der zeitlichen Entwicklung von Lernen, die es ebenfalls zu bedenken gibt und die sehr wichtig für das Lernen sind. Denn wir lernen nicht zu jedem Zeitpunkt alles. Wir lernen nicht immer gleich schnell. Und wir lernen nicht immer gleich gut.

Betrachten wir ein einfaches Beispiel, das sehr bekannt ist. Der Nobelpreisträger Konrad Lorenz fand heraus, dass, wenn er im Teich vor kleinen, frisch geschlüpften Gänseküken herschwimmt – also in dem Zeitraum kurz nach deren Schlüpfen –, diese ihn für ihre Mutter halten und zeitlebens hinter ihm herschwimmen. Die Fotos gingen um die Welt. Und wir alle wissen seither, was Prägung ist. Prägung ist eine zeitlich ganz eng begrenzte Form des Lernens, was in diesem Fall dazu führte, dass die kleinen, frisch geschlüpften Küken weil sie in der Zeit des Schlüpfens normalerweise ihre Mutter um sich haben, dann, in dieser Zeit, ihre Mutter als ihre Mutter erkennen, wahrnehmen und ihr zeitlebens folgen. Wäre Lorenz zu einem späteren Zeitpunkt vor den Küken hergeschwommen, hätten ihn diese nicht für ihre Mutter gehalten. Das ist ein besonders extremes Beispiel für eine kritische Phase.

Bei Menschen gibt es auch solche Beispiele. Sie sind allerdings nicht so kritisch. Man spricht bei Menschen manchmal von Lernfenstern. Wichtig ist zu wissen: Diese Fenster knallen nicht irgendwann zu und bleiben dann auch zu. Sie bleiben eigentlich immer ein kleines Stückchen auf. Betrachten wir das vielleicht bekannteste Beispiel eines Lernfensters beim Menschen: Wir sehen mit beiden Augen. Und wir sehen räumlich. Wir tun das aber nur, wenn wir gelernt haben, räumlich zu sehen, das heißt, wenn die von den Augen kommenden Impulse im Gehirn beidseits verarbeitet wurden. Diese Impulse bahnen sich ihren Weg über die Synapsen und machen die Synapsen dadurch immer besser. Und so lernt das Sehzentrum, Impulse von beiden Augen zu verarbeiten. Wenn aber die Impulse von einem Auge schwächer kommen, weil es etwas schlechter sieht, dann werden sie nicht so gut verarbeitet, was langfristig innerhalb von wenigen Jahren dazu führt, dass das Sehzentrum diese Impulse überhaupt nicht mehr berücksichtigt. Es nimmt sozusagen nur noch die starken Impulse des guten Auges an. Das wiederum heißt, dass, wer bei der Geburt auf einem Auge 100 Prozent und auf dem anderen Auge 80 Prozent sah, mit fünf Jahren, wenn er Pech hat und der Arzt nichts unternimmt, auf dem einen Auge 100 Prozent sehen, auf dem anderen aber blind werden kann. Damit dies nicht geschieht, muss man das gute Auge abdecken. Sie haben vielleicht schon mal einen kleinen Knirps mit Piratenklappe herumlaufen sehen. Diese Klappe befindet sich über dem gesunden Auge. So sorgt man dafür, dass das Sehzentrum auch die Impulse des etwas schwächeren Auges akzeptiert, diese sich damit ihre Spuren bahnen und dadurch dafür gesorgt ist, dass auch die Impulse vom etwas schlechteren Auge für das Sehen verwendet werden. Hier haben wir eine kritische Phase, die etwa bis zum fünften Lebensjahr reicht. Studien, gerade aus der jüngsten Zeit, haben allerdings belegt, dass das Lernfenster für das räumliche Sehen nicht zuknallt. Auch nach dem fünften Lebensjahr kann man noch durch heftiges Training das kranke Auge trainieren, damit noch etwas damit gesehen werden kann. Das Training ist aber anstrengend, macht keinen Spaß und muss über einen sehr langen Zeitraum erfolgen, damit es überhaupt einen kleinen Effekt hat.

Mit anderen Worten: Wenn man während der Lernfenster das lernt, was man gerade besonders gut lernen kann, ist es günstig. Wenn man die Lernfenster verpasst, ist es ungünstig. Es gibt sicherlich genetisch bedingte Veranlagungen, die das Lernen betreffen. Wir wissen heute über diese genetisch bedingten Veranlagungen noch fast gar nichts. Wir wissen nur, dass es sie gibt. Wir wissen aber auch, dass letztlich das, was lebensgeschichtlich passiert, durch die Lebensgeschichten, also durch die Erfahrungen der Menschen, bedingt ist. Und an diesen Erfahrungen kann jeder arbeiten. Das Erleben dieser Erfahrungen hat jeder zumindest ein Stück weit in der Hand. Und ich glaube, es ergibt ganz viel Sinn, sich damit zu beschäftigen, was man in der Hand hat. Und es hat wenig Sinn, dem nachzutrauern, was man nicht in der Hand hat.

Wenn Sie Kinder in Korea fragen, wer gut in Mathematik sei, dann werden Ihnen die Kinder sagen: »Der, der viel lernt.« Wenn Sie deutsche Kinder fragen, wer gut in Mathematik sei, dann werden Ihnen diese Kinder sagen: »Der, der dafür begabt ist.« Daraus folgt natürlich für die deutschen Kinder: »Ich brauche in Mathematik gar nicht zu lernen, denn es nützt ohnehin nichts.« Und das ist auch das, was die meisten Leute meinen, wenn sie sagen, es gebe eine genialische Begabung, zum Beispiel für Musik. Damit ist immer auch gesagt: »Na ja, wenn ich nicht so musikalisch bin, dann habe ich diese Begabung vielleicht eben nicht.« Oder anders herum: »Ich muss mich gar nicht erst anstrengen. Ich habe eben diese Begabung nicht.« Am häufigsten, wenn von Genie die Rede ist, ist von einer Ausrede die Rede. Nämlich: »Ich bin kein Genie. Also brauche ich mich erst gar nicht anzustrengen.«

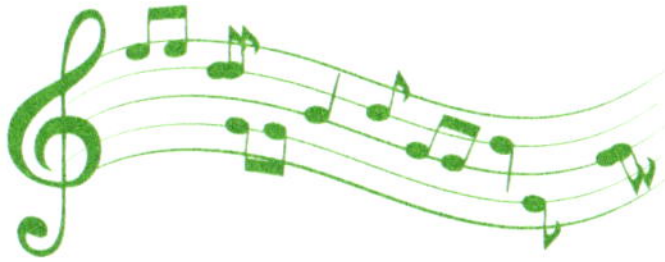

Musik im zarten Alter

Man weiß mittlerweile auch, dass es eine Art kritische Phase für das absolute Gehör gibt. Wer bis zum sechsten Lebensjahr nicht sehr viel Erfahrung mit Tönen gemacht hat – durch Musik, durch Singen, durch Instrumentalspiel und Ähnlichem –, der wird wahrscheinlich kein absolutes Gehör mehr ausbilden. Für den Rest seines Lebens. Es gibt sehr viele Bücher und es gibt Lernanleitungen für das musikalische Gehör für Erwachsene. Aber das, was man damit erwirbt, ist im Wesentlichen nicht das absolute Gehör, sondern es sind Tricks, vielleicht trotz fehlenden absoluten Gehörs, es vorzutäuschen. Wann also muss musikalische Erfahrung gemacht werden, damit sie den größten Sinn ergibt? Die Antwort ist ganz einfach: so früh wie möglich. Natürlich ist es nicht unbedingt damit getan, dass wir unsere Kleinen ganz früh mit, beispielsweise, dem Studium von Sinfonien triezen. Es ist vielmehr so, dass sich das Gehirn im Laufe der Gehirnentwicklung, die beim Menschen vor allem in den ersten Jahren nach der Geburt stattfindet, immer genau das an Wahrnehmung heraussucht, was es gerade verarbeiten kann. Und daran sollte man anknüpfen.

Betrachten wir ein Beispiel. Zwischen dem sechsten und zwölften Monat lernen Menschen, die Laute ihrer Muttersprache besonders gut zu unterscheiden. In dem gleichen Zeitraum vergessen sie, alle anderen Laute überhaupt wahrnehmen zu können. Neugeborene können alle 70 Sprachlaute, die es etwa auf der Welt gibt, gleich gut oder gleich schlecht verarbeiten. Mit einem Jahr können Amerikaner nur die 44 Laute des Englischen gut auseinanderhalten. Die 26 anderen, die beispielsweise in anderen Sprachen wie dem Chinesischen vorkommen, nicht. Wenn man nun will, dass sich einjährige Amerikaner auch mit chinesischen Lauten gut auskennen, dann kann man ihnen eine Chinesin einmal die Woche in die Krabbelgruppe schicken, die ihnen dann 20 Minuten Chinesisch vorliest.

Genau das haben Wissenschaftler kürzlich in einem Versuch gemacht und Folgendes herausgefunden: Wenn eine Chinesin nur 20 Minuten jede Woche etwa drei Monate lang chinesische Texte vorliest, dann können auch junge Amerikaner mit einem Jahr chinesische Laute so gut voneinander differenzieren wie einjährige Chinesen. Und sie können es vor allem deutlich besser als ihre amerikanischen Kollegen, denen keine Chinesin vorgelesen hat. Interessant ist auch Folgendes. Wenn man die Chinesin auf Video oder auf CD aufnimmt und dann neun Monate alten Kindern das Video oder die CD vorspielt, so lernen sie hiervon nicht, wie die chinesischen Laute zu differenzieren sind. Es braucht also den persönlichen Kontakt mit der Chinesin.

Wir wissen heute, dass das neurowissenschaftlich bedeutet, dass der Kontakt mit einem Menschen für die Aufmerksamkeit ganz wesentlich ist. Unsere Aufmerksamkeit, auch die von Babys, wird geleitet durch andere Menschen. Und wir wissen auch, dass, wenn wir uns auf etwas konzentrieren, mehr Impulse in der entsprechenden Gehirnstruktur, salopp gesprochen, auf und ab laufen, als wenn wir uns nicht darauf konzentrieren. Wenn Sie mir also jetzt aufmerksam zuhören, dann werden in Ihren Sprachzentren mehr Impulse hin und her laufen, als wenn Sie mir unaufmerksam zuhören. Daraus folgt, dass dann auch mehr Impulse über mehr Synapsen laufen. Daraus wiederum folgt, dass sich die Synapsen eher ändern, denn die Spuren im Gehirn entstehen dadurch, dass man es gebraucht.

Wenn also ein Mensch den Babys vorliest, hat das für sie langfristige Spuren als Konsequenz. Wenn die Babys nur mit Musik aus der Dose konfrontiert werden, hat dies weniger Konsequenz. Was heißt das? Das heißt, dass, wenn wir wollen, dass unsere Kleinen später musikalisch werden, wir uns mit ihnen musikalisch beschäftigen sollten. Sie nur vor die Lautsprecher zu setzen wird kaum einen Effekt haben. Das ist mittlerweile sogar wissenschaftlich nachgewiesen.

Ich möchte nicht missverstanden werden und noch etwas ausführen: Es gibt Eltern, die sicherlich für ihre Kinder das Beste wollen, aber ihre Kinder, ich sage mal, fast an die Geige prügeln. – Ich glaube, dass man nichts verkehrter machen kann als das. Denn was man den Kindern damit beibringt, ist, dass Geigespielen keinen Spaß macht. Ich habe einen Freund, dessen Kind irgendwann während des Unterrichts auf seine Geige erbrochen hat. Dann musste es nicht mehr Geige spielen lernen. Ich glaube nicht, dass wir unsere Kinder so weit bringen sollten. Und ich denke, dass es auf jeden Fall verkehrt ist, Kinder in Musik unterrichten zu lassen, wenn man merkt, dass es den Kindern keinen Spaß macht. Denn wenn es keinen Spaß macht, wird wenig gelernt. Vielleicht sogar gar nichts gelernt. Außer, dass es keinen Spaß macht. Man kann also, wenn man die Liebe zur Musik übertreibt, den Kindern die Liebe zur Musik austreiben.

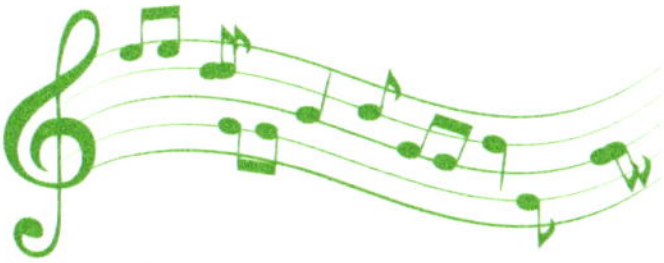

Musik ist Angstlöser und Spaßbereiter

Dass Musik Emotionen auslöst, wird niemand bestreiten. Natürlich löst Musik Emotionen aus. Wir wissen das so gut, obwohl es lange gedauert hat, bis sich die Wissenschaft damit beschäftigt hat. Es gibt erste Untersuchungen Anfang der 1990er-Jahre, bei denen man Leute gefragt hat: »Sagt mal, kennt ihr das, dass euch eine bestimmte Musik emotional besonders mitgenommen hat?« Und das Interessante ist, dass die Leute, als man sie fragte, was sie in den letzten fünf Jahren an emotionalen Erlebnissen mit Musik gehabt hätten, am häufigsten angaben, dass sie dann Gänsehaut hatten. Gänsehaut, die ihnen den Rücken runterlief, wenn sie ganz besonders schöne Musik hörten. Das gaben 90 Prozent der Befragten an. Manche gaben an, dass sie lachen mussten. Andere mussten weinen. Wieder andere hatten Kribbeln im Bauch. Das Kribbeln am Rücken, die Gänsehaut, hatten die meisten.

Anfang dieses Jahrtausends kamen dann Forscher auf die Idee, zu untersuchen, was dann im Gehirn passiert. Sie wollten wissen, wo im Gehirn dieses Kribbeln stattfindet, das man so am Rücken spürt? Und was da genau passiert? Und dann hat man folgende Untersuchung gemacht: Man suchte Musikstudenten, die man zunächst befragt hat: »Sagt mal, kennt ihr das, dass es euch eiskalt den Rücken runterläuft, wenn die Musik besonders schön ist?« Die Studenten, die gesagt haben: »Ja, bei dem Stück, da läuft es mir immer eiskalt, gänsehautmäßig den Rücken runter«, also diejenigen, die diese Gänsehaut hatten, hat man für die Studie angenommen und ihnen bestätigt: »Ihr seid unsere optimalen Versuchspersonen!« Und dann legte man sie in einen Scanner. Sagen wir hier einmal sehr vereinfacht, dass dieser Scanner sichtbar macht, wo im Gehirn unter welchen Bedingungen was los ist. Man hat die Studenten also in den Scanner gelegt und ihnen entweder das Musikstück vorgespielt, das sie so mochten und das ihnen die Gänsehaut verursacht, oder ein Musikstück, das eine andere Person mit Gänsehaut beglückt, aber die Versuchsperson, die gerade in dem Scanner lag, nicht. Das war wichtig. Denn man hat dann insgesamt, wenn man die ganze Gruppe betrachtet hat, nicht etwa Mozart mit den Rolling Stones verglichen. Sondern klassische Musik mit klassischer Musik. Man hat nämlich der Gesamtgruppe letztlich die gleiche Musik vorgespielt. Nur eben so auf die Personen verteilt, dass man den Personen einmal Musik mit Gänsehaut und einmal Musik ohne Gänsehaut vorgespielt hat. Dann sah man sich die Gehirnbilder an, die mit und ohne Gänsehaut aufgenommen wurden, und verglich sie miteinander. Diese Vergleichsbilder zeigten dann, wo im Gehirn die Gänsehaut steckt.

Das Interessante an diesen Bildern ist nun Folgendes gewesen: Bei den Personen, die die Musik hörten, die ihnen Gänsehaut verursachte, wurde ein Areal im Gehirn aktiviert. Wir wissen schon seit etwa knapp zehn Jahren, dass es in unserem Gehirn ein System gibt, das für positive Emotionen zuständig ist. Von diesem System dachte man früher, dass es für Sucht verantwortlich ist oder für besonders heftige emotionale Erlebnisse. Es wurde zum Beispiel auch dann aktiviert, wenn es mit Stromdrähten stimuliert wurde. (In einem Versuch stimulierten sich Tiere so lange, bis sie tot umfielen.) Man hat also geglaubt, es sei sozusagen ein Pleasure Center, ein Lustzentrum oder eben ein Suchtzentrum. Was wir heute wissen, ist, dass es weder ein Lustzentrum noch ein Suchtzentrum ist. Diese Maschinerie im Kopf ist letztlich unser Lernzentrum. Denn es wird nicht nur durch Suchtstoffe und durch heftigste Lusterlebnisse, sondern auch immer dann aktiviert, wenn wir etwas lernen. Das heißt, wenn uns etwas auffällt, was in irgendeiner Weise gut ist, und wenn uns genau dieses Gute gefällt, dann wird es eben auch gelernt. Das Signal »Hey, pass auf, das ist toll, da musst du hin, das musst du dir merken« wird von diesem System sozusagen an das Gehirn zurückgespiegelt und bewirkt dann, dass wir die Erfahrung, die wir in dem Moment gerade machen, besser lernen.

Ein banales Beispiel: Sie laufen durch den Wald und essen grüne Beeren. Irgendwann essen Sie eine rote Beere und merken: »Hoppla, die schmeckt ja viel besser.« Was machen Sie in Zukunft? Sie merken sich »rote Beeren sind gut« und essen nur noch rote Beeren. So lernt also ein Organismus, das zu tun, was gut für ihn ist.

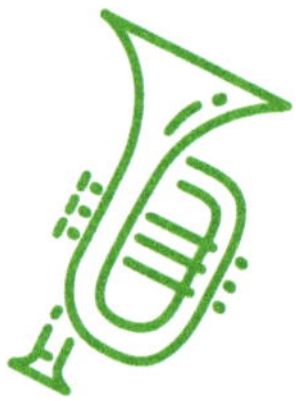

Mittlerweile wissen wir, dass das System, das beim Hören von Musik anspringt, auch beim Essen von Schokolade anspringt oder bei Männern anspringt, wenn sie einen Sportwagen sehen. Es springt auch an, wenn ich Ihnen sage, dass Sie jetzt einen Euro bekommen. Es springt an bei einem Lächeln und bei einem Lob. Und eben bei Musik. Wir wissen, dass dieses System letztlich dafür da ist, dass wir in eine positive Emotion kommen. Dass wir aufnahmefähig werden für Neues. Und dass wir uns gut fühlen. Deswegen hat Musik diese Fähigkeit, dass wir uns so gut fühlen, wenn wir Musik hören, die uns gefällt.

Ein weiteres, ganz wesentliches Ergebnis dieser Untersuchung zur emotionalen Wirkung von Musik war, dass eine Gehirnstruktur, die tief auf beiden Seiten im Schläfenhirn sitzt, der sogenannte Mandelkern, durch schöne Musik gleichsam abgeschaltet wird. Der Mandelkern hat eine alte und ganz wichtige Funktion, die man vielleicht am ehesten so verstehen kann: Wenn der Säbelzahntiger in Sichtweite lauert, springt der Mandelkern an. Ganz schnell, ganz rasch und ganz automatisch. Und schaltet sofort die Muskeln an, lässt das Herz pumpen, treibt Blutdruck und Puls hoch. Und er ändert unseren Denkstil. Wir denken nicht mehr kreativ und weit. Denn wer sich im Angesicht eines Säbelzahntigers erst mal zurücklehnt und kreativ lateral denkt, der ist schon tot. Mit anderen Worten: Wenn der Mandelkern angeschaltet ist, konzentrieren wir uns auf das Wesentliche. Auf das, was wir schon gut können, gut gelernt haben. Und wir laufen weg. Oder wir kämpfen. Diese Reaktion ist sehr tief in uns verankert. Sie heißt »Angstreaktion« und ist unglaublich praktisch, wenn Säbelzahntiger um die Ecke lauern. Sie ist sehr unpraktisch, wenn wir zum

Beispiel kreativ sein wollen. Angst und Kreativität schließen sich aus.

Nun wissen wir, dass Musik den Mandelkern deaktiviert, das heißt, auf Angst lindernd wirkt. Das ist wahrscheinlich auch der Grund, weshalb man kleinen Kindern Lieder vorsingt. Denn kleine Kinder haben oft vor allem Möglichen Angst. Und wenn der Mandelkern herunter geregelt wird, bewirkt er weniger Angst.

So versteht man auch, warum Menschen mit Musik in den Krieg ziehen. Nicht nur, weil man viele Leute durch Rhythmen in Gleichklang und damit auch in Gleichschritt bringen kann. Nein, Musik schaltet den Mandelkern ab. Manch einer, der mit Musik freudig in den Krieg zieht, würde ohne Musik vielleicht noch mal genauer darüber nachdenken und möglicherweise nicht in den Krieg ziehen, weil er Angst bekommt. Ein anderes Beispiel: Wenn Sie nachts um halb elf in den dunklen Keller gehen, weil Sie vielleicht ein Bier holen wollen, fangen Sie eventuell an zu pfeifen. Nun, Sie tun das, um Ihren Mandelkern abzuschalten. Denn der dunkle

Keller macht Ihnen Angst. Und Sie haben weniger Angst, wenn Sie den Mandelkern mit Musik abschalten.

Ich kenne kein anderes Medium, das zugleich das Belohnungssystem, das System, das uns Spaß macht und das uns etwas lernen lässt, aktiviert und unser Angstsystem deaktiviert – außer Musik. Vielleicht ist das der Grund, warum zum Beispiel in Amerika im Jahr 2001 mehr Geld für Musik ausgegeben wurde als für sämtliche Medikamente zusammengenommen.

Musik: Geprägt von Kultur, Physik und Biologie

Musik ist immer Bestandteil einer gerade bestehenden Kultur. Musik erscheint deswegen auch sehr beliebig. Der eine macht mal diese und der andere mal jene Musik. Und es gibt ganz unterschiedliche kulturelle Musikgewohnheiten, die uns deswegen glauben machen, dass Musik eben kulturabhängig sei. Einerseits ist dies richtig. Musik ist immer auch kulturell bedingt, denn sie hat stets etwas mit unserem Gedächtnis zu tun. Und unser Gedächtnis ist letztlich Resultat davon, dass wir in einer bestimmten kulturellen Gemeinschaft aufgewachsen sind und uns deren Musikschemata, deren Hörgewohnheit, deren Rhythmen usw. einverleibt haben. Gleichzeitig ist es aber auch umgekehrt: Musik enthält sehr vieles, das zwar kultur-bildend ist, das aber nicht von der Kultur abhängt.

Unser Kurzzeitgedächtnis, unser akustisches, das ist beispielsweise nicht Teil der Kultur. Sondern es ist Teil unseres biologischen Erbes. Und das wiederum beeinflusst das, was wir in kulturell musikalischer Weise machen sowie die Tonhöhen unserer Stimme. Wie wir singen, ist nicht vollkommen kulturell bedingt, sondern Männer singen nun mal etwa eine Oktave tiefer als Frauen, und das ist immer unabhängig von der Kultur. Sie tun es zudem in den meisten Gesellschaften auch spontan. Das heißt, wenn Männer und Frauen zusammen singen, singen sie spontan im Oktavabstand. Nicht, weil die Oktave ein reines Intervall ist, die unsere Kultur festlegt, sondern weil der Oktavabstand ein ganz bestimmter Abstand ist, der, wenn Frequenzen in diesem Abstand zusammen erklingen, für unsere Ohren besonders gut zu verarbeiten ist. Das heißt, vieles, was sich zunächst wie kulturgeprägt anfühlt, ist eigentlich gar nicht kulturgeprägt. Und vieles an der Musik ist im Grunde genommen Kultur gewordene Natur.

Ich möchte das noch an einem anderen Beispiel erläutern. Nehmen wir eine Schwebung. Unter einer Schwebung versteht man die Tatsache, dass sich zwei fast gleiche Töne, wenn sie zusammenklingen, wie ein Ton anhören, der laut und leise wird. Man nennt dieses Laut-und-leise-Werden »schweben«. Kein anderer als Hermann von Helmholtz glaubte vor etwa 150 Jahren, dass sich durch Schwebungen, die sich ziemlich scheußlich anhören, wenn sie ausgeprägt sind, unser gesamtes Empfinden für Konsonanz und Dissonanz erklären lässt. Wir wissen heute, dass das nicht richtig ist, aber dass er fast richtig lag. Wenn nämlich zwei Töne sehr nahe beieinanderliegen, kommt es zu einer Schwebung. Liegen sie etwas weiter voneinander entfernt, kommt es zu etwas, das man »Rauheit« nennt. Es klingt wirklich rau, also unschön für unsere Ohren. Und erst dann, wenn die Töne noch weiter auseinanderliegen, hören wir tatsächlich zwei Töne. Wenn nun Frequenzen nahe beieinanderliegen, dann kann unser

Ohr sie nicht optimal auflösen. Das heißt, unser Ohr ist sozusagen an der Grenze dessen, was es leisten kann. Und unser Gehirn erzeugt dann die Empfindung, dass es unangenehm klingt. Man kann auch sagen, dass, wenn unser Gehirn akustisch an seine Auflösungsgrenze kommt, es eben keinen Spaß mehr macht.

Was ich eben gesagt habe, trifft zu auf Sinustöne, also auf reine Schwingungen. Ein einzelner Ton, zum Beispiel ein Gitarrenton, setzt sich aus vielen Tönen zusammen. All die stecken zusammen in dem einen Ton drin, das heißt, diese vielen Frequenzen machen den einen Ton aus. Nun ist Folgendes der Fall: Die einzelnen Töne können, wenn ein anderer Ton hinzukommt, sich mit diesem Ton entweder reiben, also eine Rauheit in unserem Ohr bilden, oder sie können gut zueinander passen. Das heißt, sie sind identisch oder so verschieden, dass unser Ohr mit ihnen klarkommt, das heißt, sie als verschiedene Töne erkennen kann.

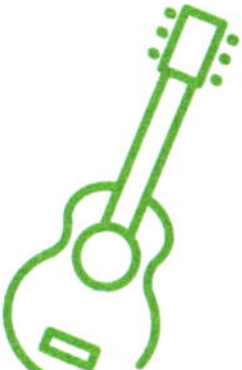

Nun ist es so, dass, je mehr Rauheit im Ohr entsteht, das Ganze desto unangenehmer klingt. Man kann berechnen, dass bei Intervallen von Tönen, die sehr nah beieinanderliegen praktisch alle Grund- und Obertöne im Intervall der Rauheit liegen und deswegen unser Ohr Mühe hat, die Töne aufzulösen, weshalb dieses Intervall für uns nicht gut klingt. Umgekehrt kann man berechnen, dass bei Intervallen wie der Oktave alles zusammenpasst. Auch bei Intervallen wie Quinte oder Quarte passt ziemlich viel ziemlich gut zusammen, und deswegen reibt sich ziemlich wenig. Darum sind diese Intervalle für unser Ohr angenehm zu hören.

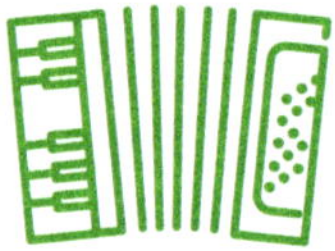

Nun ist es in der Tat so, dass nicht die Kultur bestimmt, welche Intervalle uns gefallen und welche uns nicht gefallen. Es wird vielmehr von den physikalischen Schwingungen der Körper, nämlich in dem gerade genannten Fall zum einem vom Schwingen der Saiten und andererseits von unserem Gehör bestimmt, was wir schön finden und was wir nicht so schön finden. Nun kann man fragen, warum manche Intervalle aber dennoch ihre Bedeutung oder zumindest ihren Charakter ändern. Denn wenn wir Musik hören, die nur aus Terzen und Quarten und Quinten besteht, dann wird die Musik den meisten von uns bald langweilig. Hier kommt das System ins Spiel, das wir bei den Emotionen kennengelernt haben: Immer dann, wenn etwas Neues geschieht, wird Dopamin ausgeschüttet. Und dies wiederum verleiht uns gleichsam einen positiven emotionalen Kick. Wenn wir also immer Terzen, Quinten und Quarten hören, und dann kommt plötzlich einmal eine Septime, dann finden wir die gut. Ganz einfach deswegen, weil sie unerwartet und plötzlich kommt. Und weil sie gleichsam die Sache würzt. Mit dieser Würze ist es aber nicht anders wie mit dem Salz in der Suppe: zu viel davon verdirbt das Ganze. Eine Musik nur aus Septimen wäre für die meisten Menschen kaum erträglich. Dies liegt nicht daran, dass wir in einer septimen-armen Kultur aufgewachsen sind. Es liegt vielmehr daran, dass unser Ohr und die physikalischen Schwingungen der Körper dafür sorgen, dass uns Septimen auf Dauer gar nicht gut gefallen.

Wo bleibt hier eigentlich noch Variation? Es wird doch immer wieder behauptet, andere Kulturen hätten ganz andere Töne. Dies ist teilweise richtig. Aber auch wirklich nur teilweise. Die pentatonische Tonleiter, also die Aufteilung der Oktave in fünf Tonschritte, liegt letztlich in allen Kulturen in irgendeiner Weise vor. Das heißt, wenn überhaupt bestimmte Tonschritte vorgenommen werden, sind sie pentatonisch. Und das nicht nur in der westlichen Kultur. Nicht nur in Afrika. Auch in China. Auch Töne im arabischen Kulturkreis beinhalten die Pentatonik. Nun singen die Araber aber zum Beispiel ganz selten im Chor. Sie singen einzeln, und sie haben eine andere Notation. Man legt dort fest, ob die Stimme rauf oder runter geht. Das heißt, man legt nicht genau die Tonhöhe fest, sondern nur die Bewegung. Deswegen konnten sich hier bestimmte Gewohnheiten einschleichen, nämlich, dass man die Stimme ein bisschen höher oder ein bisschen tiefer legt als das der Normalfall ist. Und die Sänger haben sich angewöhnt, bestimmte kleine Schleifen zu singen, was man sofort als arabisch oder türkisch identifiziert. Es ist nicht richtig – obwohl man das öfter liest

–, dass man dort Drittel- oder Vierteltöne hat. Die hat man nicht. Man hat viel mehr, ich sage mal, Schnörkel. Diese hat man aber in der westlichen Musik auch. Man denke nur an Tremolo oder Vibrato oder Ähnliches. Diese Schnörkel gibt es in der arabischen Musik auf eine ganz bestimmte Weise, die uns erst einmal fremd erscheinen und uns vielleicht auch nicht so gefallen – aber von anderen Menschen als ganz besonders interessant und bekannt gehört werden. Und das wiederum ist geprägt vom kulturellen Aufwachsen. Das ist sozusagen das, was neben Biologie und Physik noch an Freiheit für die Musik bleibt. Und es ist in allen Kulturen auf unterschiedlichste Weise ausgeschöpft.

Warum Wiegenlieder einlullen

Kennen Sie die schwedische Tastengeige mit dem Namen »Nyckelharpa«? Es ist keine Harfe, wie der Name vermuten ließe, sondern wirklich eine Geige. Man spielt sie mit einem Bogen wie eine andere Geige auch, aber sie liegt nicht am Hals, sondern sie hängt vor dem Bauch. Sie hat Tasten und durch diese Tasten werden die Saiten verkürzt. Des Weiteren hat die Nyckelharpa noch zwölf Resonanzsaiten – für jeden Halbton einen. Wenn man in die Geige hineinspricht, dann hört man einen leichten Hall. Dieser Hall wird bewirkt durch diese Resonanzsaiten, die dann passiv mitschwingen.

Mit dieser Nyckelharpa könnte man ein Schlaflied oder auch ein Wiegenlied spielen. Wiegenlieder heißen auf Englisch »lullabies«, weil sie einen so richtig einlullen. Warum? Wiegenlieder haben ganz interessante Eigenschaften, und es lohnt sich, diesen nachzugehen. Wiegenlieder zeigen nämlich an: »Pass auf, kleines Kind, jetzt ist Schluss.«

Warum zeigen sie das an? Weil sie eine ganz bestimmte Melodieführung haben. Die Melodie geht nämlich abwärts, und eine abwärts gehende Tonfolge zeigt ein Ende an. Das ist aus ganz banalen Gründen so, denn wenn wir reden – egal in welcher Sprache –, geht uns irgendwann mal die Luft aus. Und wenn uns die Luft ausgeht, dann hören wir mit dem Sprechen auf, das heißt, wir setzen ein Satzende. Mit anderen Worten, eine abnehmende Sequenz sagt: »Jetzt ist bald Schluss.« Das ist überall so, weil es überall so sein muss, weil die Physik überall die gleiche ist. Deswegen zeigt die absteigende Tonfolge von Wiegenliedern an, dass bald Schluss ist.

Abgesehen davon, ist auch der Rhythmus von Wiegenliedern überall auf der Welt der gleiche, er entspricht nämlich in etwa der Eigenfrequenz des menschlichen Körpers. Wenn Sie von einem Bein auf das andere hin- und herwippen, zum Beispiel dann, wenn Sie ein Baby auf dem Arm haben, das Sie in den Schlaf wiegen wollen, dann schwingt Ihr Körper etwa mit der Frequenz von einem Hertz, das heißt, einmal pro Sekunde, hin und her. Beim Walzertakt – wenn Sie auf jeder Eins die Betonung haben, ist das eins, zwei, drei, eins, zwei, drei – kommt jede Eins etwa jede Sekunde vor. Deswegen haben alle Wiegenlieder einen Walzertakt, weil es gut passt, wenn man zum einen dem Kleinen ein Lied vorsingt, das eine absteigende Melodiefolge hat, und zum anderen dann auch noch mit dem Körper schwingt und ihn dadurch in den Schlaf hineinwiegt. Denn die Schwingung des Körpers, der sich von dem einen Bein auf das andere bewegt, kennt der Kleine schon aus dem Mutterleib. Mit dieser Schwingung ist seine Mutter

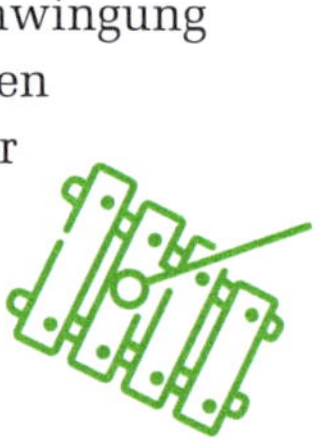

gelaufen, und dann war, weil sie sich bewegt hat, für den Kleinen Ruhe angesagt.

Insofern signalisieren sowohl die Schwingung als auch die absteigende Melodie: »Jetzt ist wirklich Schluss, jetzt kannst du ruhen.«

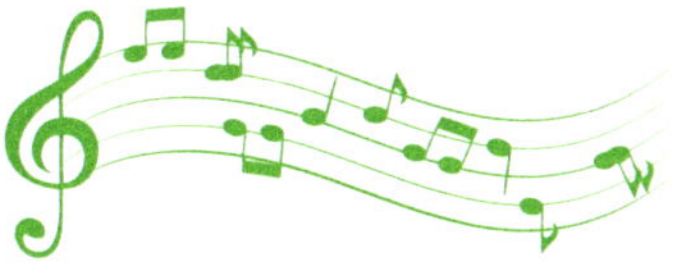

In welcher Gehirnhälfte spielt die Musik?

Stellen Sie sich vor, Mozart setzt sich ans Klavier und spielt den Türkischen Marsch. Was geht dabei vor sich?

Zum Ersten hat er die Melodie in seinem musikalischen Langzeitgedächtnis gespeichert, also irgendwo in einem Stückchen Gehirn, das unter der Schläfe sitzt. Von da geht die Melodie zum einen in das Arbeitsgedächtnis, das schon im Frontalhirn, also vorne hinter der Stirn und im Scheitelhirn, mitrepräsentiert ist. Das heißt, dort wird die Melodie zwischen bestimmten Hirn-Arealen dauernd wie beim Ping-Pong hin- und hergespielt, sodass sie durch Aktivierung aufrechterhalten bleibt. Nun ist die Melodie sozusagen schon halb im Stirnhirn, aber er möchte sie ja spielen, das heißt, jetzt kommen noch willentliche Elemente hinzu. Dafür zuständig sind Bereiche im Stirnhirn, die für Planung, für die Hemmung anderer Dinge, für Bedeutungsgebung und für die Ausführung von bestimmten Handlungen zuständig sind. Vom Stirnhirn geht es dann weiter in die sogenannten hilfs-motorischen Areale, man spricht auch von supplementär-motorischen Arealen, wo bestimmte ganze Abläufe von Bewegungen geplant werden. Denn Mozart denkt nicht über jedes Fingergelenk und jeden einzelnen Muskel nach, den er bewegen muss, wenn er ein Lied spielen möchte. Wenn er das müsste, könnte er es gar nicht spielen. Er muss sich nur sagen: »Ich will diese Phrase oder diese ganze Melodie spielen.« Diese ganze Melodie ist ziemlich hochstufig im Gehirn abgespeichert, wahrscheinlich irgendwo im Stirnhirn in Verbindung mit den hilfs-motorischen Arealen. Von den supplementär-motorischen Arealen, wo diese komplexeren Abläufe auch gespeichert sind, müssen nun Befehle gegeben werden an primäre motorische Areale, das heißt an die Gehirnbereiche, in denen tatsächlich einzelne Bewegungsabläufe und dann einzelne Muskeln angesprochen werden, die diese oder jene Bewegung verursachen.

Der Ablauf ist also Folgender: aus dem Gedächtnis im Schläfenhirn heraus in das Stirnhirn und dann von vorne sozusagen schrittchenweise zur Gehirnmitte. In der Gehirnmitte sitzen dann die Nervenzellen, die den einzelnen Muskelgruppen Signale schicken, um diese zu aktivieren, um dann letztlich einzelne Bewegungen hervorzurufen.

Wenige Millisekunden, nachdem die Erregungen von der motorischen Rinde an die Muskeln gegangen sind, hört das Ohr von Mozart, dass damit tatsächlich Töne entstanden sind. Aber nicht nur das. Auch Mozarts Tastsinn, von den Fingerkuppen bis wieder hoch ins Gehirn, wo die Tastsinnbereiche sitzen, die ebenfalls für die einzelnen Finger zuständig sind, wird sozusagen ein Feedback gegeben. Es ist nun interessant, dass dieses Feedback sofort wieder die Motorik beeinflusst. Das heißt, wenn man einen Fehler macht, dann wird sofort gemerkt, dass hier irgendetwas nicht stimmt, und es wird ein Motorik-Programm hochgefahren, das den Fehler korrigiert.

Wir haben hier einen Handlungsablauf, der von der Planung über die Ausführung bis zum Feedback letztlich das gesamte Gehirn betrifft.

Man hört immer wieder, dass Musik das für die rechte Hirnhälfte sei, was Sprache für die linke Hirnhälfte ist. Das ist falsch. Musik spielt sich keineswegs nur in der rechten Gehirnhälfte ab. Es ist vielmehr so, dass sich zwar Melodie eher in der rechten Gehirnhälfte findet, Rhythmus aber in der linken. Deswegen haben auch die Geiger die Geige so in der Hand, wie sie es tun. Sie spielen mit den Fingern der linken Hand, die von der rechten Gehirnhälfte kontrolliert werden, die komplizierte Melodie, mit der rechten Hand führen sie den Bogen und erzeugen damit den Rhythmus der Töne.

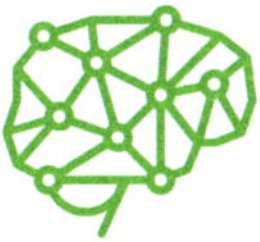

Wichtig zu wissen ist, dass das nicht bei allen Menschen zutrifft, weil nämlich zum Beispiel Menschen, die eine musikalische Ausbildung genossen haben, auch Melodie zum Teil mit der linken Gehirnhälfte verarbeiten, und zwar deswegen, weil die linke Gehirnhälfte für alles Genaue und Feine zuständig ist. Wenn jemand eine Melodie mit allen Einzelheiten gut hört, tut er das eher links. Ein musikalischer Laie hingegen, der Musik immer ganzheitlich hört, der also, sagen wir es ruhig, emotional von einem musikalischen Erlebnis überwältigt wird, aber ansonsten nicht viel hört, differenziert aus dem musikalischen Geschehen heraus; er hört Musik vor allem mit der rechten Gehirnhälfte.

Warum ist Musik gut für Kinder?

Vor vielen Jahren schrieb Platon, dass Kinder zwei Dinge brauchen, um sich zu ordentlichen Erwachsenen zu entwickeln: Sport und Musik. Aber: Zu viel Sport würde sie verrohen, zu viel Musik würde sie verweichlichen. Sie brauchen also den richtigen Mix aus Sport und Musik. Heute, zweieinhalbtausend Jahre später, sind wir kaum weiter. Im Grunde genommen sind wir nicht einmal so weit. Musikunterricht wird in Kindergärten oft stiefmütterlich behandelt, in der Grundschule ist er, wenn die Kinder Pech haben, ganz abgeschafft, und es scheint so, als könnte man in den weiterführenden Schulen auch ganz ohne Sport oder ohne Musik auskommen. Hauptsache, man macht Mathematik,

Naturwissenschaften und so viele Sprachen wie möglich.

Ist das wirklich richtig? Ich glaube nicht. Es ist leicht, für den Sport zu argumentieren: Sport hält gesund, macht fit, sorgt für Selbstvertrauen und bestimmt in vielfältiger Hinsicht unsere sozialen Fertigkeiten.

Warum aber ist Musik gut für Kinder? – Musik hat eine ganze Reihe von Eigenschaften, die für Kinder unglaublich wichtig sind: Musik ist rhythmisch, Musik macht Spaß, Musik ist in der Gemeinschaft viel spannender, viel interessanter und auch viel schöner als allein. Wenn man zusammen Musik macht, dann erlebt man Gemeinschaft auf eine ganz andere Weise: vor allem als Gemeinschaft und nicht als Konkurrenz, wie beispielsweise in vielen Teamsportarten. Man erlebt damit etwas, was man ohne Musik nur schwer erleben kann, nämlich etwas zu tun, was unmittelbar Spaß macht, was in der Gemeinschaft mehr Spaß macht und was ein Produkt ergibt, das unmittelbar zeigt:

»Mensch, hier können wir zusammen etwas sehr Schönes vollbringen.« Gleichzeitig wird man besser. Das heißt, wenn man immer wieder übt, immer wieder singt, merkt man, dass das Einüben tatsächlich einen Fortschritt bringt. Das heißt, es klingt besser, es hört sich unmittelbar besser an. Man lernt also, dass Lernen einen Effekt hat.

Wenn im Kindergarten Musik gemacht wird, dann lernen die Kinder wichtige Fähigkeiten, die sie in der Schule hinterher sehr gut brauchen können: sich in die Gemeinschaft einzufinden, zuzuhören, auch mal der Gemeinschaft ein Solo entgegenzusetzen, mit der Gemeinschaft etwas zu vollbringen, was als Einzelner überhaupt nicht geht, und einer Tätigkeit nachzugehen, die schlicht und einfach Spaß macht, die unmittelbar belohnt wird und die immer besser wird, je öfter man sie macht.

Man könnte das alles zusammenfassen, indem man sagt: Musik ist gut, um Lernen zu lernen. Musik ist gut, um zu lernen, sich in der Gemeinschaft zurechtzufinden. Musik ist gut, um sich als Person herauszubilden.

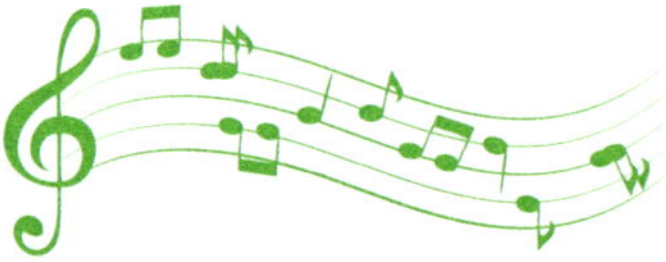

Über den Nutzen von Musiktherapie

Vergegenwärtigt man sich den Effekt von Musik auf das Gehirn und denkt man sich jetzt noch den positiven Effekt von Musik auf unsere Emotionen hinzu, dann wundert es eigentlich nicht, dass man schon seit sehr langer Zeit Musik zu therapeutischen Zwecken einsetzt. Denn Musik bewirkt, dass sich die Menschen besser fühlen. Das wusste man schon in der Antike, im alten Pergamon beispielsweise, der ersten Stätte der Psychosomatik, die es weltweit gab. Dort praktizierte man bereits Musiktherapie – eine Therapie, die es heute noch gibt.

Was geschieht bei einer Musiktherapie? Nun, zum einen findet Musiktherapie oft in der Gruppe statt, das heißt, es wird wieder ausgenutzt, dass Musik, und zwar das Machen von Musik, ein soziales Phänomen ist, bei dem sich gleichzeitig alle gut fühlen. Auch Menschen, die depressiv sind oder schüchtern oder vielleicht auch anderen gegenüber misstrauisch. Diese Menschen können unter dem Einfluss von Musik ein Stück weit ihre Ängste überwinden, ganz einfach, weil Musik Ängste herunterregelt, weil – wie schon ausgeführt – der Mandelkern etwas heruntergeregelt wird. Und weil gleichzeitig so tolle Klänge zu hören sind, die, wenn man das Musikstück einzeln spielen oder singen würde, nie zustande kämen. Gleichzeitig klappt manchmal eine kleine musikalische Interaktion. Und wenn die klappt, wird auch das Gefühl vermittelt: »Mensch, ich kann es ja doch. Ich kann vielleicht doch mit anderen kommunizieren, auf eine Weise, die in gewisser Weise einfacher ist.« Denn wenn man etwas musikalisch macht, muss man keinen komplizierten Satz sagen und auch keine komplizierte Bedeutung vermitteln, sondern man muss einfach mal nur einen Ton in die Welt schicken und gucken, welcher andere Ton zurückkommt. Und so kann man versuchen, auf eine ganz einfache Weise zu kommunizieren und sich damit überhaupt einmal auf Musik einzulassen.

Beim gemeinsamen Musizieren ergeben sich Rhythmen, und Rhythmen dienen wiederum der Synchronisation von Menschen. Das heißt, Menschen machen plötzlich, wenn sie rhythmisch miteinander musizieren, ähnliche Dinge, lassen sich aufeinander ein, hören aufeinander. Das müssen sie, wenn sie im Rhythmus spielen oder wenn sie gemeinsam einen Rhythmus produzieren wollen: sich aufeinander beziehen, hören, was der andere macht, entsprechend handeln. Und das wiederum hat die entsprechenden Konsequenzen, dass man sich gut fühlt, dass man sich in der Gemeinschaft aufgehoben fühlt und dass sich dieses Miteinander-Musizieren letztlich positiv auf das eigene Erleben auswirkt. All dies sind zunächst einmal ganz unspezifische Effekte. Es gibt aber durchaus auch spezifische Effekte von Musik und Rhythmus.

So kann man zum Beispiel bei Parkinson-Kranken die positiven Effekte des Rhythmus' auf ihren nicht mehr so gut funktionierenden »Schrittmacher« nutzen. Denn Parkinson-Patienten haben manchmal und ganz plötzlich Probleme, beim Gehen ganz normal ihre Füße nach vorne zu bewegen und Schritte zu machen, das heißt, ganz normal zu laufen. Ihre Schrittbewegung friert ein und sie schaffen es nicht, ihre Füße und Beine von der Stelle zu bewegen. Diese Patienten könnten versuchen, den von außen generierten Rhythmus eines Liedes zu verwenden, um diese Freezing-Position zu überwinden oder gar nicht erst entstehen zu lassen; das heißt, der Rhythmus hilft ihnen, ganz normal und ohne Unterbrechung einen Fuß vor den anderen zu setzen und so ihre Schritte zu gehen.

Bei Demenz-Kranken kann man die Tatsache ausnutzen, dass Musik in jedem Menschen ganz tief emotional und ganz tief im Langzeitgedächtnis eingegraben ist.

Auch wird tatsächlich immer wieder beschrieben, dass pflegebedürftige

Kranke, die im Bett liegen, die sich einnässen, die im Grunde genommen auch kaum noch ansprechbar sind, beim Abspielen von Musik, die in ihrer Kindheit gerade Mode war, aus dem Bett aufstehen, das Tanzbein schwingen oder marschieren und plötzlich wieder körperlich ganz aktiv werden. Über die Musik bekommt man einen Zugang zum körperlichen und zum geistigen Leben dieser Kranken, den man anders gar nicht erreichen kann. Und es ist sehr positiv, wenn diese Menschen sich einmal durchbewegen und wenn sie ein positives Erlebnis mithilfe der Musik erfahren.

Es gibt des Weiteren Überlegungen, dass man über Musik vielleicht auch an frühere Erlebnisse, vielleicht auch an unbewusste Wünsche herankommen könnte. Es gibt deswegen auch Musiktherapie, in der weniger musiziert, sondern vor allem viel geredet wird. Inwieweit sie den Patienten guttut, weiß ich nicht. Das Problem an der Musiktherapie ist, dass wir tatsächlich ziemlich wenig über sie wissen, obgleich Musiktherapie fast überall auf der Welt praktiziert wird.

Ich persönlich glaube, dass Musiktherapie etwas sehr Gutes ist – die Patienten mögen sie sehr –, aber dass wir noch sehr viel Forschung brauchen, bis wir wissen, welche Aspekte der Musiktherapie bei welchen Erkrankungen am besten wirken.

Über den Autor

Prof. Dr. Dr. Manfred Spitzer, geboren 1958, leitet die Psychiatrische Universitätsklinik in Ulm und das Transferzentrum für Neurowissenschaften und Lernen. Er ist Autor zahlreicher Bücher, darunter der Bestseller *Digitale Demenz*. Er ist einer der bedeutendsten Gehirnforscher Deutschlands und versteht es wie niemand sonst, wissenschaftliche Erkenntnisse anschaulich und fundiert zu vermitteln.

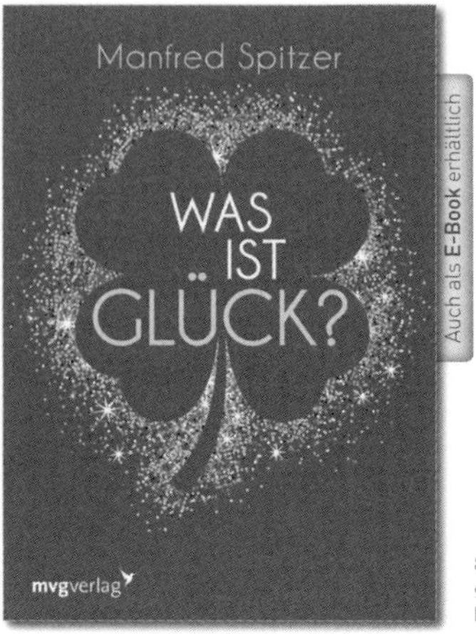
Manfred Spitzer
WAS IST GLÜCK?
mvgverlag
Auch als E-Book erhältlich